如何制作
强壮骨骼

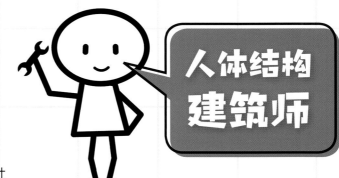

人体结构
建筑师

〔英〕柯斯蒂·霍姆斯 著、绘

冯常娜 译

海天出版社
HAITIAN PUBLISHING HOUSE
·深圳·

版权登记号　图字：19-2020-167号

© 2020 Booklife Publishing
This edition is published by arrangement
with Booklife Publishing.

图书在版编目（ＣＩＰ）数据

　　如何制作强壮骨骼 ／（英）柯斯蒂・霍姆斯著、绘；
冯常娜译. — 深圳 ：海天出版社，2022.3
　　（人体结构建筑师）
　　ISBN 978-7-5507-3296-4

　　Ⅰ．①如… Ⅱ．①柯… ②冯… Ⅲ．①骨骼—儿童读
物 Ⅳ．①R322.7-49

　　中国版本图书馆CIP数据核字（2021）第198018号

如何制作强壮骨骼
RUHE ZHIZUO QIANGZHUANG GUGE

出 品 人　聂雄前
责任编辑　邱玉鑫　陈少扬
责任技编　陈洁霞
责任校对　叶 果
封面设计　朱玲颖

出版发行　海天出版社
地　　址　深圳市彩田南路海天综合大厦（518033）
网　　址　www.htph.com.cn
订购电话　0755-83460239（邮购、团购）
设计制作　米克凯伦（深圳）文化传媒有限公司
印　　刷　中华商务联合印刷（广东）有限公司
开　　本　889mm×1194mm 1/20
印　　张　1.4
字　　数　30 千
版　　次　2022 年 3 月第 1 版
印　　次　2022 年 3 月第 1 次印刷
定　　价　39.80 元

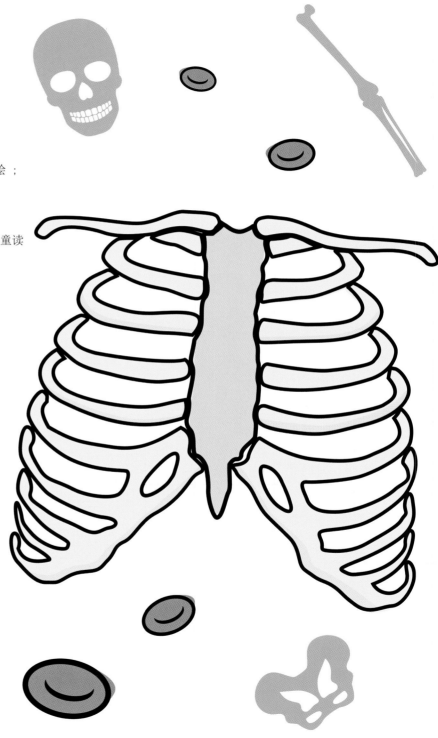

目录

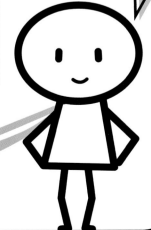

在阅读时遇到不懂的词语，可以参考第24页的术语表。

我是人体结构建筑师

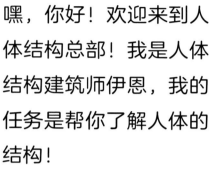

嘿，你好！欢迎来到人体结构总部！我是人体结构建筑师伊恩，我的任务是帮你了解人体的结构！

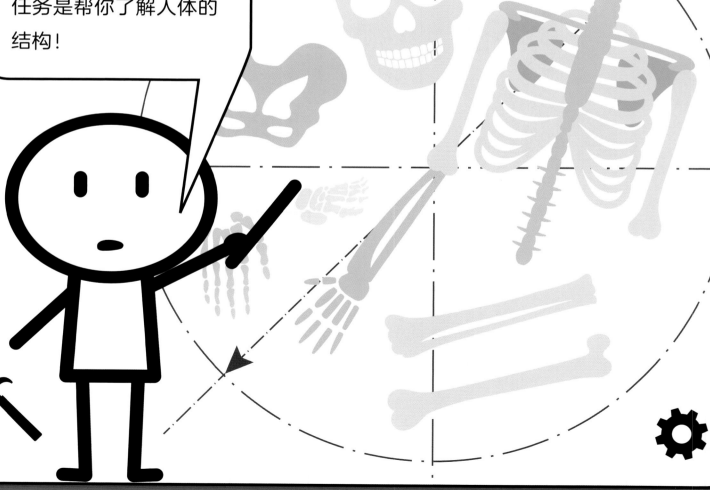

你想制作人体骨骼吗？快快翻开这本书吧！注意下面这些符号，它们会帮助你！

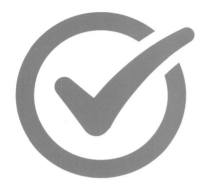

请这么做

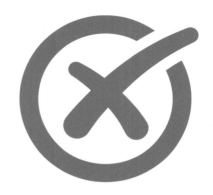

别这么做

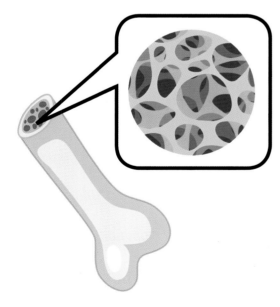

放大细节

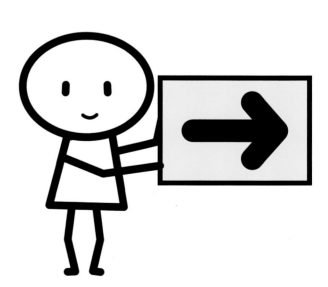

更多信息

好神奇的人体结构

你的身体就像一台不可思议的机器。它非常复杂，但又非常聪明。你的身体里有很多器官，每个器官都肩负着特殊的任务。

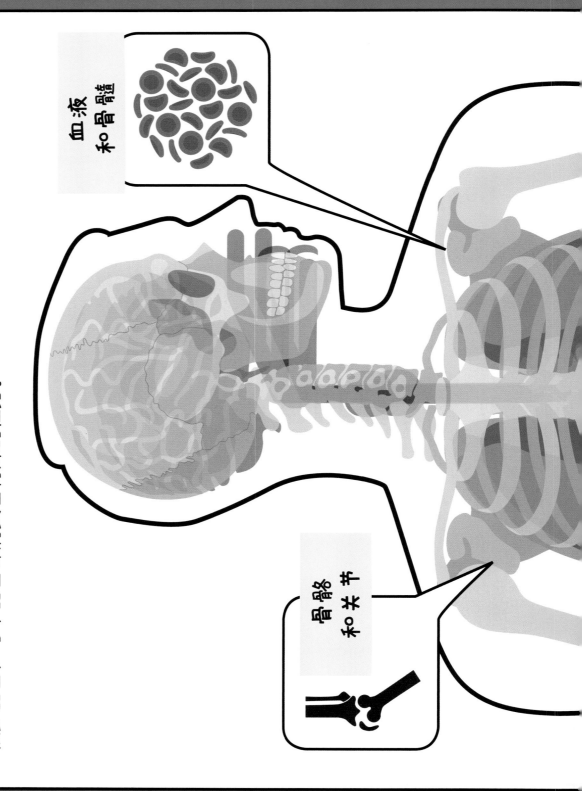

血液
和骨髓

骨骼
和关节

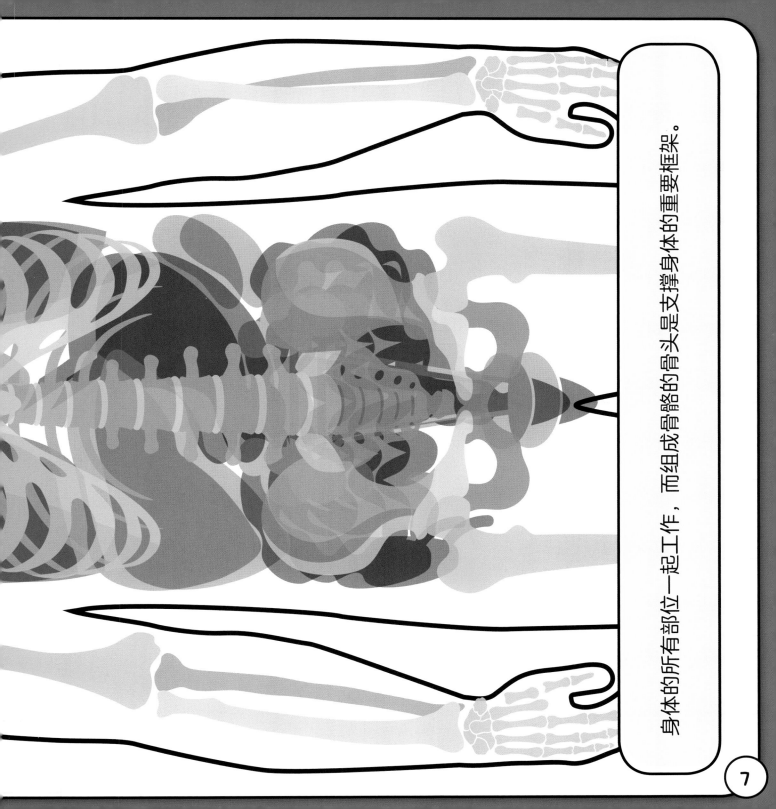

身体的所有部位一起工作，而组成骨骼的骨头是支撑身体的重要框架。

我们为什么需要 骨骼

人体骨骼是由200多块骨头构成的。如果没有骨骼，身体就会变成一个可怕的皮肤袋子趴在地上。

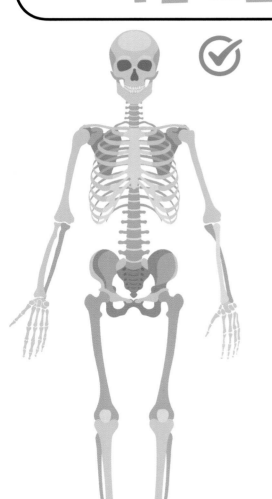

- 成年人有206块骨头
- 保护体内柔软的器官
- 随我们成长而生长
- 帮助身体活动

骨与骨相连的地方叫作关节。

骨是由一种叫作骨组织的坚硬物质构成的。骨组织很坚硬，但重量却很轻。

骨头里面有红骨髓，它有一个非常特殊的功能：制造血细胞。

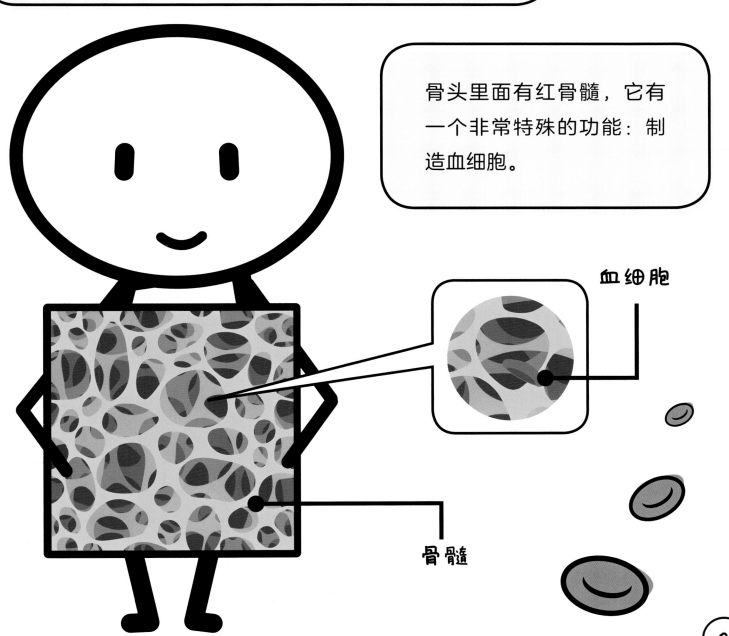

血细胞

骨髓

准备好各个零件

骨骼由许多零件组成。这是成年人的骨骼：

脊柱： 24块椎骨，1块骶骨，1块尾骨

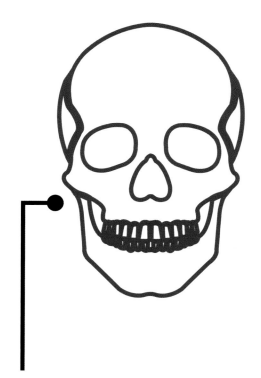

颅骨： 23块骨头

肋骨： 24块
胸骨： 1块

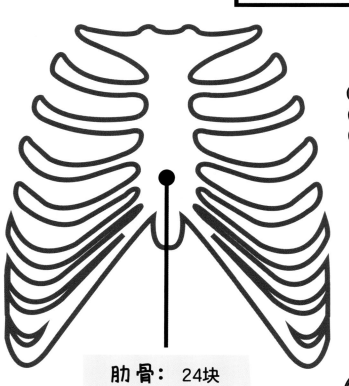

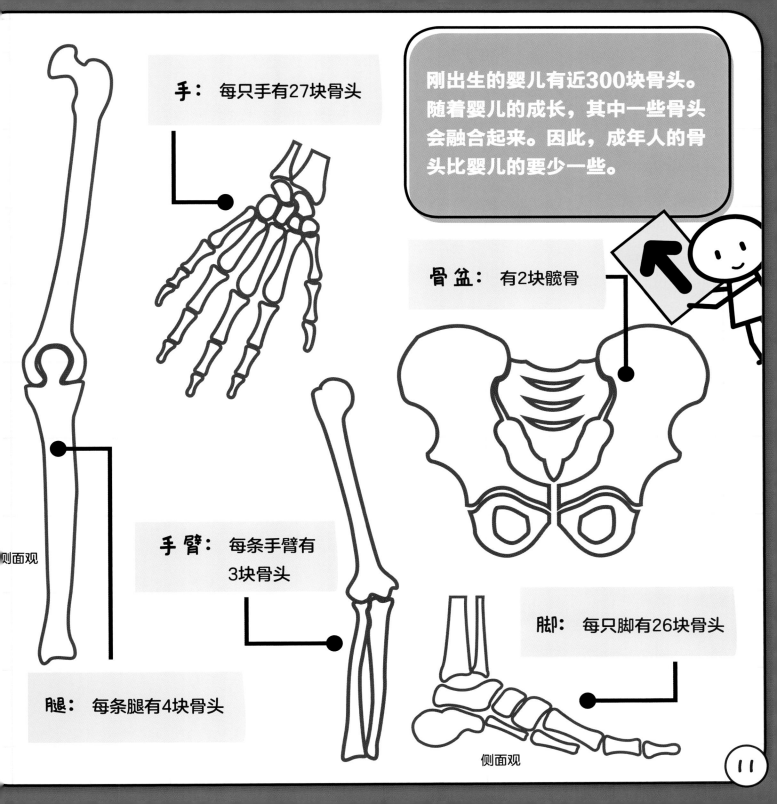

手： 每只手有27块骨头

刚出生的婴儿有近300块骨头。随着婴儿的成长，其中一些骨头会融合起来。因此，成年人的骨头比婴儿的要少一些。

骨盆： 有2块髋骨

侧面观

手臂： 每条手臂有3块骨头

脚： 每只脚有26块骨头

腿： 每条腿有4块骨头

侧面观

一起把零件拼起来吧

骨骼由关节连接在一起，而关节是由软组织构成的，它可以让骨头活动自如。

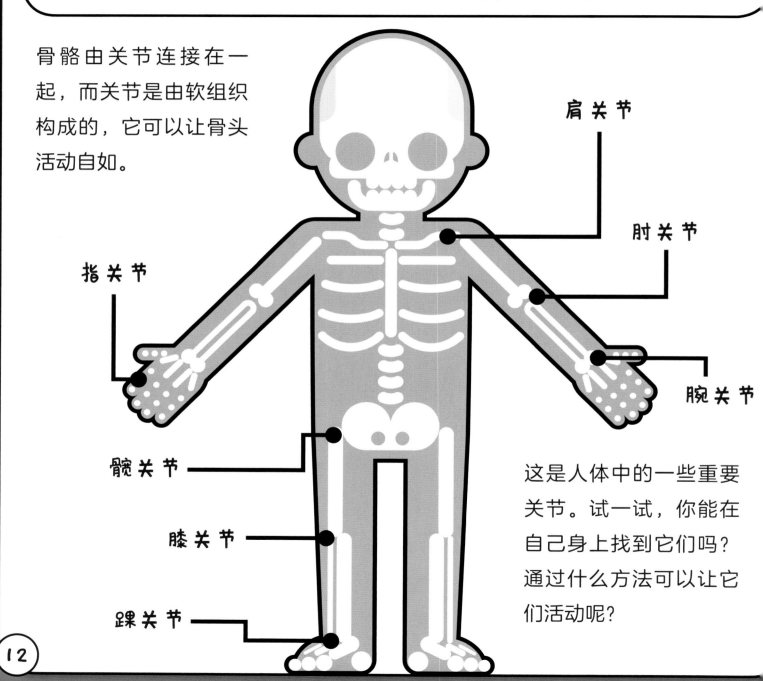

肩关节

肘关节

指关节

腕关节

髋关节

这是人体中的一些重要关节。试一试，你能在自己身上找到它们吗？通过什么方法可以让它们活动呢？

膝关节

踝关节

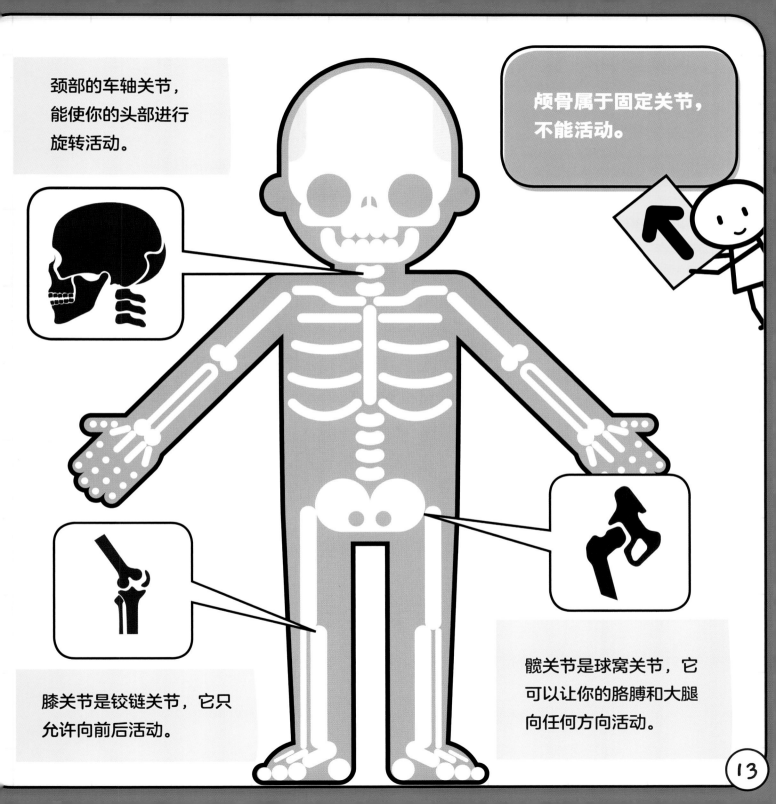

千万别忘了骨髓

许多骨头中有一种海绵状的组织，叫作骨髓。骨髓分为两种：红骨髓和黄骨髓。

红骨髓能产生新的血细胞，主要分布在肩膀、颅骨和一些长而平的骨头上，比如大腿骨。

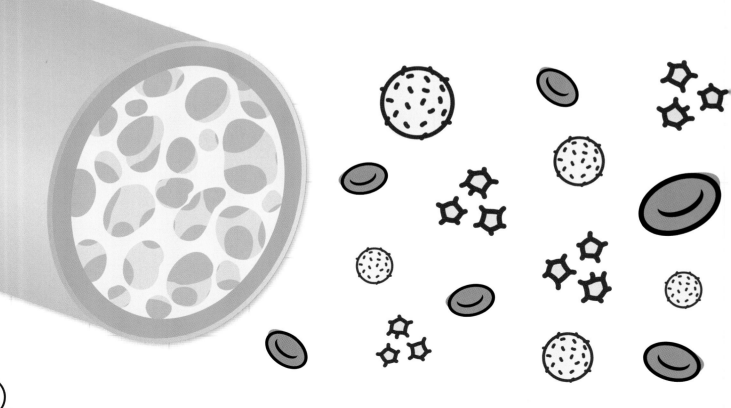

红骨髓（造血组织）

黄骨髓（脂肪组织）

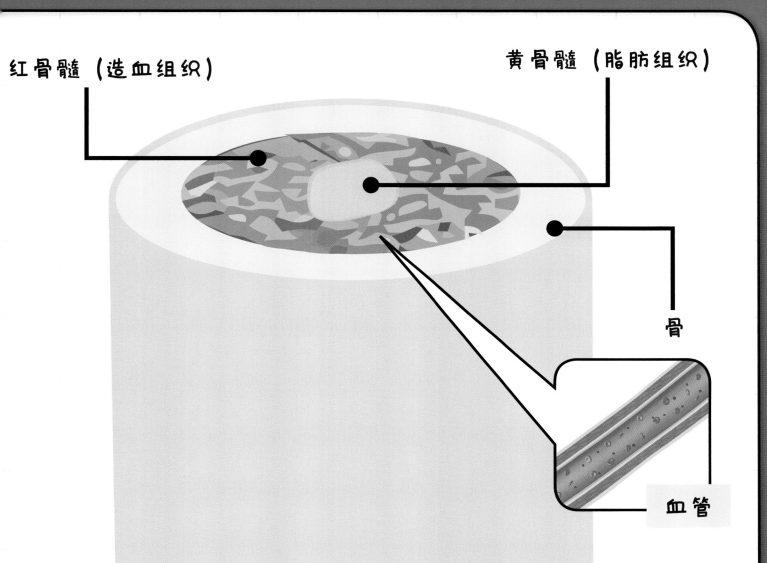

骨

血管

随着年龄的增长，你的骨头里会有越来越多的脂肪，因此看上去是黄色的。黄骨髓储存富含能量的脂肪。在紧急情况下，它可以转化为具有造血功能的红骨髓，从而产生更多的红细胞。

测一测 骨骼功能

试试这些姿势，看看你的骨头和关节功能是否良好吧！

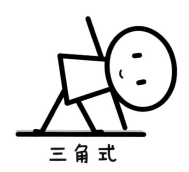

三角式

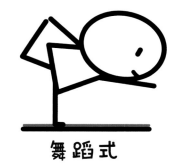

舞蹈式

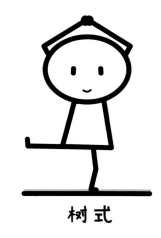

树式

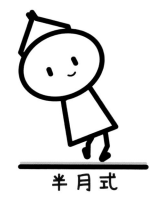

半月式

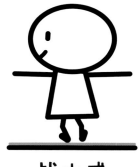

战士式

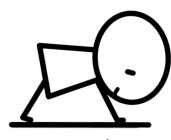

下犬式

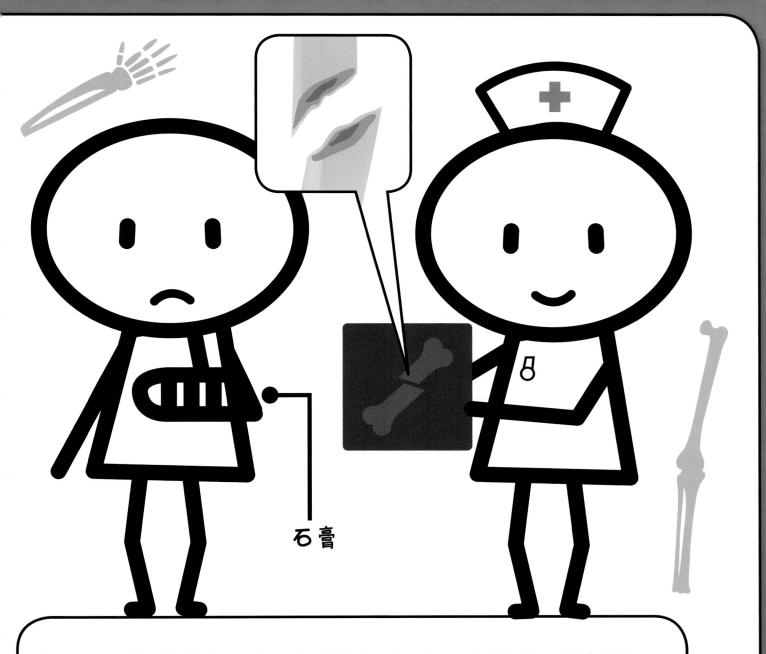

石膏

如果重重地跌倒在地，有可能会造成骨折哦！不过你也不用太担心，因为骨头过一段时间就会愈合，但是需要用石膏正确固定才行。

呵护你的骨骼：积极锻炼

在你很小很小的时候，你的骨骼就已经开始在生长了。你想让自己的骨骼变得更强壮、更健康吗？那就积极锻炼吧！

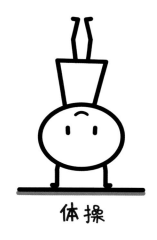

体操

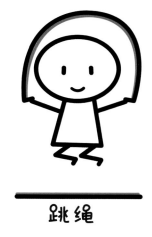

跳绳

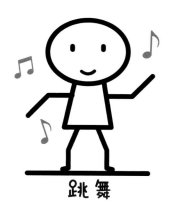

跳舞

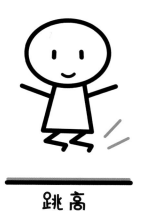

跳高

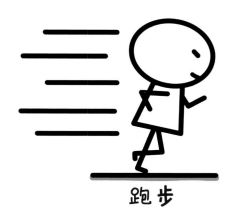

年轻时锻炼出强健的骨骼，将有助于预防年老时的骨骼问题。

跑步

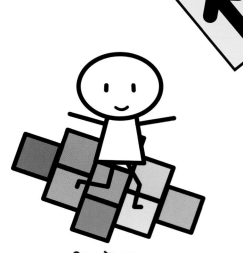

跳房子

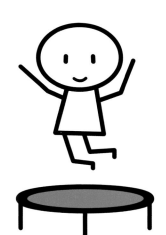

蹦床

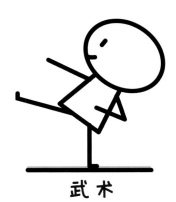

武术

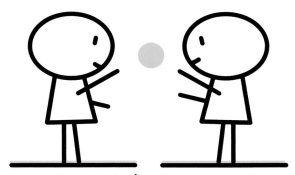

球类运动

呵护你的骨骼：健康饮食

富含钙的食物

骨骼的生长需要钙，而你的身体也需要维生素D来吸收钙。同时吃下面这些食物会让你的骨骼更强壮。

牛奶

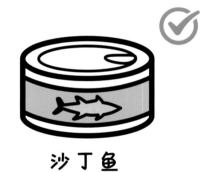

沙丁鱼

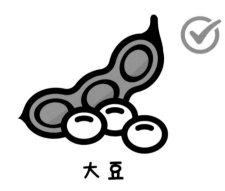

大豆

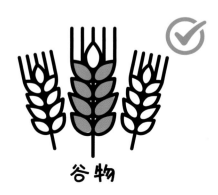

谷物

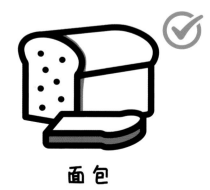

面包

豆奶

富含维生素D的食物

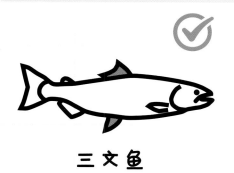
三文鱼

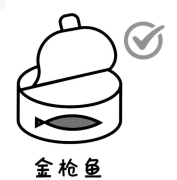
金枪鱼

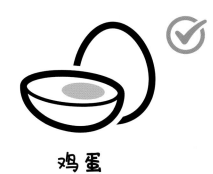
鸡蛋

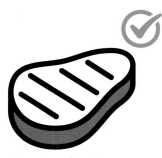
红色肉类
（牛肉、羊肉等）

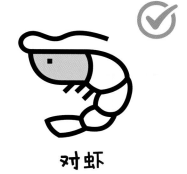
对虾

维生素补充剂

对骨骼生长不好的食物

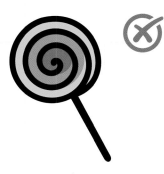
甜食

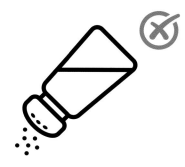
过量的盐

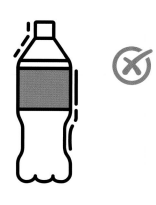
可乐

让骨骼更强壮

保护头部

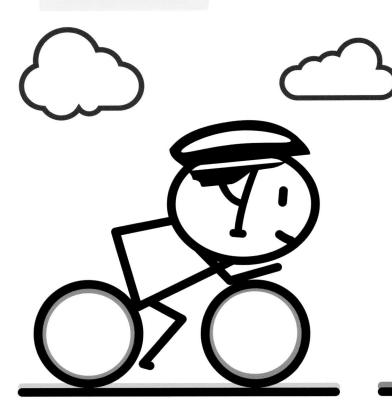

骑车时，一定要戴上头盔保护头部。

晒太阳

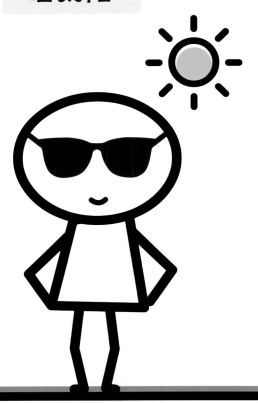

你也可以通过阳光获得维生素D。所以，为什么不和你的朋友们出去玩玩，或者在野餐时吃些富含钙的零食呢？

壮骨三明治

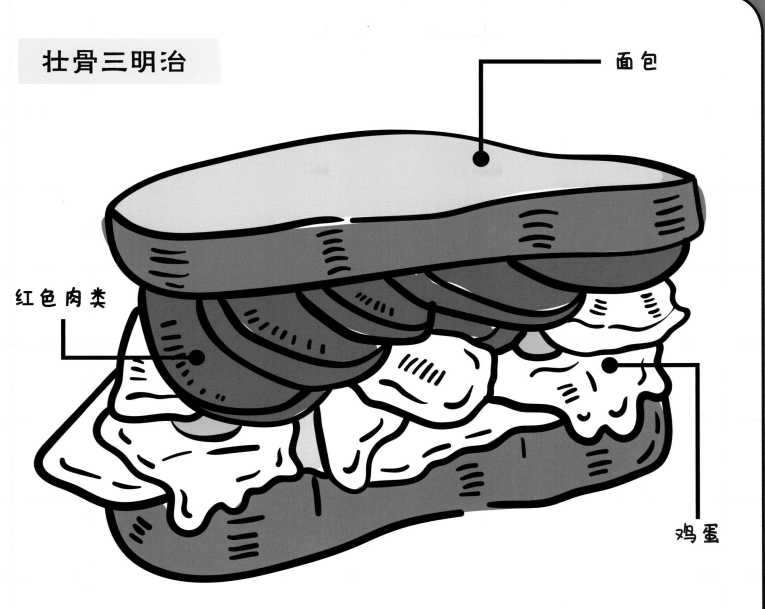

面包

红色肉类

鸡蛋

你能用各种富含钙的食物和富含维生素D的食物设计出一个三明治吗？一个三明治里能放多少种健康食品呢？你能把它画出来吗？

术语表

铰链关节 只能朝一个方向活动的关节。

器官 生命的组成部分，肩负着特殊而重要的使命，用来维持身体正常工作。

石膏 用于骨折复位后的固定。

车轴关节 位于颈部，允许头部左右转动。

吸收 摄取营养物质到身体里。

血管 身体内部供血液流动的管道。

细胞 除病毒外，构成生物体结构和功能的基本单位。

组织 人体中具有相同功能的细胞集合在一起形成的细胞团。

索引